RAPPORT

SUR LE

TRAVAIL DE LA COMMISSION

CRÉÉE PAR S. M. LE ROI DE SARDAIGNE,

POUR ÉTUDIER

LE GOITRE ET LE CRÉTINISME;

SUIVI DE

CONSIDÉRATIONS

PROPRES A ÉCLAIRER LA MÊME QUESTION

DANS LE DÉPARTEMENT DU PUY-DE-DOME.

Par M. J.-J.-H. AGUILHON,

Docteur en Médecine de la Faculté de Paris,
Membre titulaire de l'Académie de Clermont-Ferrand, ancien Elève des Hôpitaux
et Hospices civils de Paris,
Médecin des épidémies de l'arrondissement de Riom,
Médecin–Inspecteur des Eaux thermales de Châtelguyon,
Membre de plusieurs Sociétés savantes.

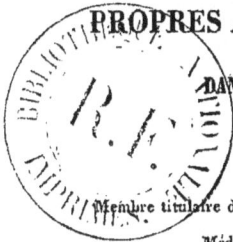

DÉPOT LÉGAL.
PUY-DE-DOME.
97°= 105
1851.

CLERMONT,

IMPRIMERIE DE THIBAUD-LANDRIOT FRÈRES,

Rue Saint-Genès, 10.

1851.

RAPPORT

SUR LE

TRAVAIL DE LA COMMISSION

CRÉÉE PAR S. M. LE ROI DE SARDAIGNE,

POUR ÉTUDIER

LE GOITRE ET LE CRÉTINISME;

SUIVI DE

CONSIDÉRATIONS PROPRES A ÉCLAIRER LA MÊME QUESTION

DANS LE DÉPARTEMENT DU PUY-DE-DOME [1].

———◦◦◦———

Dans tous les âges, les hommes chargés des destinées des peuples se sont préoccupés des grandes
questions d'intérêt public ; dans tous les pays où la
civilisation a porté ses pas , on a fixé l'attention sur
ce qui touche à la conservation et à l'amélioration des
hommes réunis en société , sur ce qui tend à prévenir
les influences nuisibles et à empêcher l'abâtardisse-
ment des races ; c'est, en effet, par la connaissance

---

(1) Lu à l'Académie de Clermont, dans sa séance du 5 décembre 1850.

de ces questions, c'est par l'application des préceptes qui en découlent que l'on arrive à favoriser le bien-être de tous, et à augmenter la vigueur des populations et la propriété des nations.

Mais généralement ces causes développent leur action au milieu des masses et dans des contrées plus ou moins nombreuses, plus ou moins étendues ; rarement un seul homme peut les embrasser. Leur étude difficile exige l'intervention protectrice des gouvernants et le concours zélé de sujets instruits et consciencieux. Heureux encore si ces efforts réunis ne viennent pas se briser par le fait des crises politiques et de l'agitation des états.

Une influence de cette nature, de tout temps endémique dans les Etats sardes, a sollicité, en 1845, la bienveillance du roi Charles-Albert : frappé de l'existence, parmi ses sujets, d'une de ces dégénérations qui dénaturent l'homme et le frappent dans ses caractères distinctifs ; péniblement impressionné par la fréquence et la gravité de ce fléau déplorable connu sous le nom de crétinisme, ce prince bienfaisant a conçu le sage projet d'en faire rechercher la nature, les causes et les moyens d'y remédier ; il s'est entouré d'hommes spéciaux, les a réunis en commission (1), et les a chargés de grouper tous

---

(1) La commission nommée par le roi Charles-Albert a été composée de MM. les chevaliers Gallo, professeur de chirurgie ;

les documents historiques et statistiques propres à élaborer cette importante question.

Pénétrée à son tour de l'utilité et de la hauteur de sa mission, puissamment encouragée par le ministère, cette commission savante s'est mise aussitôt à l'œuvre : elle a fait un appel général aux ecclésiastiques, aux syndics et aux médecins ; elle a nommé parmi eux des correspondants ; à tous elle a adressé des circulaires, des séries de questions à résoudre, des tableaux statistiques à remplir. Pendant qu'un de ses membres dépouillait les documents transmis, un autre, le professeur Cantù, analysait et comparait les eaux des lieux sains et infectés ; et le docteur Trombotto, adjoint à ces derniers, visitait les pays sujets au crétinisme. Aucun moyen n'a été négligé pour rendre cette œuvre complète. Grâces à l'impulsion du chef de l'état, grâces au zèle et au bon vouloir des autorités et des hommes de l'art, la commission, dont on ne saurait trop louer l'activité et les lumières, n'a pas tardé à mettre sous les yeux du gouvernement un travail remarquable, qui ne compte pas moins de 224 pages

Riberi, professeur d'opérations chirurgicales; Bonino, président de l'Académie royale médico-chirurgicale; Despine, inspecteur des mines; Gené, professeur de géologie: Sismonda, professeur de minéralogie; Cantù, professeur de chimie; Bellingiri, membre de l'Académie des sciences, et Bertini, conseiller de la faculté de médecine.

in-f°, l'équivalent d'un volume in-8° de 500 pages (1), et dont un exemplaire a été adressé à l'Académie de Clermont, par les soins de M. le ministre de l'intérieur de Sardaigne.

Lorsque, dans notre réunion du 2 mai dernier, j'ai accepté de vous, Messieurs, l'honorable mission de vous rendre compte de cette œuvre, je ne m'attendais pas à la trouver aussi concise, aussi substantielle : composée au moyen de matériaux nombreux, butinés par toute une nation, dirigée avec un esprit éminemment logique, rédigée avec clarté et précision, elle forme un assemblage succinct d'éléments neufs pour la plupart et pleins d'un réel intérêt; une analyse trop restreinte ne saurait qu'en affaiblir la valeur. C'est vous donner à comprendre, Messieurs, que malgré tous mes efforts pour me tenir dans des limites modérées, j'aurai à user, un peu longuement peut-être, de votre bienveillante attention.

La commission des Etats sardes fait consister le crétinisme dans *une dégénération de l'espèce humaine qui se manifeste dans certaines parties du globe, qui est caractérisée par un degré plus ou moins grand d'idiotisme associé à un* habitus *vicié*

----

(1) Rapport de la commission créée par S. M. le roi de Sardaigne, pour étudier le crétinisme. Turin, 1848. Avec introduction de 28 pages, un corps de rapport de 227 pages, des tableaux, une carte et neuf lithographies.

du corps, et qui doit sa production à des causes tellement étendues, qu'une grande partie des individus indigènes s'en ressentent plus ou moins dans la beauté de leurs formes et dans le développement de l'intelligence et du corps. — Sous le nom de *crétins*, elle comprend *tous ceux qui, dès leur première enfance, sont spécialement affectés de crétinisme, en commençant par le simple imbécile et passant successivement par les divers degrés, jusqu'à celui chez lequel les actes de la vie sont limités pour ainsi dire aux seules fonctions végétatives.* — Elle s'occupe ensuite de la synonymie et de l'origine des expressions consacrées à caractériser cet état, et les individus qui en sont atteints; elle adopte, comme le plus généralement employés, les mots crétinisme et crétin, introduits dans la science par Fodéré.

Avant le xvi⁰ siècle, aucun écrivain n'avait fait mention du crétinisme; il est probable, néanmoins, qu'il a existé de temps immémorial. Dans les Alpes, et spécialement dans la vallée d'Aoste, les causes propres à favoriser son développement n'auraient pas toujours régné avec la même intensité; car pendant l'occupation des Salasses, on habitait les lieux élevés, on menait une vie active, sobre et laborieuse. Depuis leur expulsion et l'invasion des Romains, scrupuleux observateurs des lois sanitaires, les conditions hygiéniques reçurent de nouvelles améliorations; les ruines que l'on aperçoit encore attestent qu'ils élevaient leurs habitations, qu'ils ne buvaient pas comme aujourd'hui les eaux troubles et fangeuses de la Doire-Baltée, et que des aqueducs conduisaient près des habitations des eaux de bonne qualité. Serait-ce plus tard, pendant la domination des Lombards, que les guerres continuelles de villes à villes auraient anéanti ces heureuses conditions ? Quoi qu'il en soit, la première trace précise du crétinisme se trouve dans un testament du xve siècle, et sa véritable origine est mentionnée au xvie siècle, dans les registres ecclésiastiques où il est question des *innocents* ou *béats*.

Les premiers auteurs qui ont signalé le crétinisme sont deux médecins suisses, *Félix Plater*, en 1500, et *Josias Simler*, en 1574 ; après eux, beaucoup de voyageurs, de naturalistes, de médecins s'en sont occupés à diverses époques. Mais le premier qui ait laissé une monographie exacte du goître et du crétinisme est *Fodéré*, en 1792 (1). Après cette publication, les travaux particuliers se sont multipliés particulièrement en Allemagne et en Suisse ; les gouvernements ont ordonné des études ; la France elle-même, sous l'Empire, avait commencé, dans le département du Simplon, des recherches qui n'ont pu être continuées.

---

(1) Traité du goître et du crétinisme, par F.-E. Fodéré ; Turin, 1792, et Paris, 1802.

Après un historique assez détaillé, la commission
trace le tableau des prodrômes et des signes consti-
tutifs du crétinisme avec un soin tout spécial et
beaucoup plus complétement qu'on ne l'avait fait
jusqu'alors. Il résulte des renseignements qu'elle a
recueillis que l'enfant ne naît pas crétin, et que la
disposition au crétinisme commence à se montrer,
chez les uns peu de temps après la naissance, chez
les autres un peu plus tard. La possibilité du développement de la maladie serait limitée à la quatrième
année de la vie, d'après le docteur Maffei; de même
que tout enfant sain, parvenu à la septième année,
ne serait jamais devenu crétin, quelle que fût la
puissance des influences du lieu de son habitation.

L'enfant nouveau-né qui doit devenir crétin présente une tête volumineuse et irrégulière, qu'il réussit
difficilement à tenir droite avant l'âge de deux ou
trois ans; les fontanelles sont plus larges qu'à l'ordinaire; ses cheveux très-épais, descendant jusqu'aux
sourcils; le front presque nul; les yeux sans expression, à demi-clos, et les paupières pesantes, gonflées
et démunies de cils. Les autres caractères distinctifs
consistent en une teinte livide, puis jaunâtre de la
peau du visage; un nez écrasé, une bouche très-
large, une langue épaisse et grosse dépassant des
lèvres allongées et gonflées; des traits grossiers, sans
élégance; une tête rentrée, portée en arrière; un
cou court surtout à la nuque, avec ou sans goître;

un thorax étroit, un abdomen élevé et volumineux ;
enfin, des extrémités faibles et minces. Cet enfant
paraît endormi ; ses pleurs rares ressemblent à une
sorte de grognement ; il respire lentement ; la succion
du lait est difficile ; il ne paraît jamais rassasié ; ses
fonctions digestives se font irrégulièrement ; on ne
le voit point doué envers sa mère de cette reconnaissance que caractérisent les sourires et les caresses. —
Quelles que soient au reste les descriptions et les
opinions des auteurs, on ne peut, d'après la commission, porter, dès les premières années, un diag-
nostic assez plausible sur le développement futur de
cette infirmité que lorsqu'on observe la réunion d'une
grande partie ou de la totalité des signes que nous
venons de relater.

Après les cinq ou six premiers mois, commencent
des indices plus certains qui consistent dans de la
débilité, de la bouffissure, de la langueur et une
immobilité remarquable ; tout en conservant les traits
matériels que nous avons déjà signalés, les enfants
offrent un regard languissant et stupide, une physionomie apathique, indifférente à toute excitation morale ou physique ; leur voix est caverneuse, et leur
ventre rend un son mat à la percussion. — A mesure
qu'ils prennent de l'âge, on observe la même lenteur
des fonctions ; la dentition tardive s'accompagne
d'une salivation dégoûtante et de convulsions inquié-
tantes ; leurs dents, irrégulièrement implantées,

noircissent et tombent prématurément, souvent pour ne pas être remplacées. — A sept ans, le crétin peut à peine se tenir sur ses jambes; il marche ensuite vers la puberté sans modification notable, et sa peau rugueuse et grossière prend l'expression qu'elle doit conserver toute la vie. On peut dire en général que pour cet être informe, il n'y a pas d'âge moyen entre l'enfance et la puberté, pas plus qu'il n'en existe entre la puberté et la vieillesse; la décrépitude sénile succède plus ou moins promptement à l'âge pubère.

Ces signes acquièrent leur développement à l'époque de la puberté, et se conservent pendant toute l'existence des crétins adultes; ainsi, leur stature la plus développée s'élève rarement au-delà de 3 à 4 pieds (0^m,975 mill. à 1^m,299 mill.).

La plupart sont maigres, grêles, chétifs, bouffis, disproportionnés; leur peau est rude, peu sensible, terreuse, jaunâtre et tachée, presque pellagreuse; la configuration de leur crâne est défectueuse; ils présentent une tête aplatie antérieurement, un front déprimé; des os crâniens durs et épais; des cheveux grossiers, crépus, châtains sales; un cuir chevelu bosselé, encroûté de crasse et d'insectes parasites; un nez épaté; des yeux affectés de strabisme convergent; un regard stupide; et enfin un écartement des angles internes de l'œil de 40 à 50 millimètres. Les protubérances zygomatiques forment une saillie considérable. L'on observe en

outre dans le crétinisme confirmé une bouche très-
grande, une langue épaisse, des lèvres tuméfiées,
une mâchoire inférieure forte et robuste, débor-
dant la supérieure ; une face large et privée de
poils, un col goîtreux chez les deux tiers, difforme
gros et court chez les autres ; à ces caractères se
joignent encore un thorax aplati par les côtés, une
colonne vertébrale tortueuse et de travers, un abdomen volumineux, des mamelles peu apparentes, des
organes génitaux atrophiés, des membres grêles, des
genoux tombant en avant, des talons saillants en
arrière, des mains grosses et courtes, des ongles
durs et larges, des pieds plats tournés en dehors,
et souvent les malléoles internes touchant le sol.

En résumé, ce tableau qui réunit à peine les traits
physiques du crétin adulte, révèle déjà une organi-
sation manquée : on n'y retrouve aucune trace de
beauté, aucune harmonie de forme. La main sublime
du créateur n'est point reconnue dans cette œuvre, que
l'on hésiterait presque à considérer comme apparte-
nant à la race humaine (1). Combien est plus triste encore, chez les crétins, l'exercice des fcnctions de la vie ?

A première vue, la vie végétative des crétins paraît

_____

(1) La commission a ajouté à son rapport neuf belles planches
lithographiées, accompagnées d'explications détaillées : Ces planches
donnent l'idée la plus exacte du physique des crétins aux divers
degrés.

moins atteinte que la vie de relation ; le trouble de
ses fonctions n'en existe pas moins. La respiration
fournit en moyenne 15 respirations au lieu de 18 ;
on leur compte 4 à 5 pulsations de moins que chez
un être normal ; la température de leur corps serait
de 35° à 36°, tandis qu'elle est de 38° chez l'homme
sain. Il est d'observation que plus le degré d'imbécil-
lité est grand, plus la respiration est tardive, la circu-
lation du sang lente et la température du corps basse.

Leur appétit est considérable, les digestions im-
parfaites, la diarrhée habituelle chez plusieurs, la
menstruation tardive, difficile et irrégulière, la fonc-
tion de reproduction nulle dans les deux sexes ; les
sujets moins profondément atteints concourent effi-
cacement à la reproduction, mais les vices de confor-
mation de leurs bassins rendent le plus souvent
l'accouchement laborieux.

Les vrais crétins n'éprouvent pas le désir vénérien,
et c'est à tort qu'on a exagéré leur prétendue lascivité.
L'instinct de la reproduction existe cependant chez
les semi-crétins ; les crétines paraissent plus lubri-
ques : elles montrent une certaine préférence pour
les hommes beaux et robustes ; elles aiment à être
caressées. On peut établir en règle générale que soit
par leur forme physique, soit par les sentiments dont
ils sont susceptibles, les crétins sont plus ou moins
privés de l'instinct de la reproduction, selon le degré
fort ou faible de leur dégénération.

Le degré de crétinisme mesure également les sentiments affectueux. Les sujets capables d'affection n'ont d'autre mobile que l'alimentation, les soins et les cadeaux : ils manifestent ce sentiment par quelque sourire, indifféremment aux personnes, aux animaux et aux objets inanimés. S'ils sont susceptibles d'aversion, ils la traduisent par des cris et par l'éloignement de l'objet de leur haine, rarement par des voies de fait. Généralement ils s'évitent et se disputent entr'eux ; sujets à la frayeur, ils se cachent ; des grimaces ou des rires stupides divulguent leur joie : des plaintes et rarement la colère manifestent une douleur éprouvée. Guidés par le seul instinct de satisfaire à leur besoin, — et c'est un des caractères les plus saillants de leur dégradation, — ils ne connaissent aucun sentiment moral, ni l'amour propre, ni la prudence, ni justice, ni mesure de leurs actions. Leur volonté n'est pas libre ; quelques-uns seulement sont susceptibles d'imitation.

L'organe de la vue est le moins imparfait chez ces malheureux ; bien que paresseux et sans expression, leurs yeux sont excellents, rarement myopes ou presbytes, ou frappés de cécité. Une disproportion de forme affecte l'oreille : le pavillon et le conduit auditif sont larges, ce dernier rempli de cérumen endurci ; aussi l'ouïe est fréquemment altérée. Le peu de profondeur des cavités nasales, la large ouverture des narines, l'habitude de tenir la bouche béante rendent l'odorat peu impressionnable. Leur gloutonnerie et leur avidité pour les aliments grossiers, comme pour les plus délicats, laissent supposer que le goût est peu prononcé; de même que la forme grossière et la rudesse de leurs mains donnent à comprendre que leur tact ne peut être développé. Ils sont lents, faibles, oisifs, paresseux; toutes les parties de leur corps présentent l'image de l'impuissance et de la paresse; leur faiblesse musculaire et la lassitude qui en dérive les portent à s'asseoir, à se coucher, à aimer le sommeil par-dessus tout. Leur démarche est molle et chancelante; on les voit se balancer, porter la tête penchée, le corps et les jambes courbés, traîner leurs pieds, heurter le plus léger obstacle et chuter fréquemment. Ordinairement les vrais crétins sont presque muets; la voix des autres se manifeste, selon les circonstances, par une plainte, un cri, un hurlement et même un rugissement. Leur langage est nul ou incomplet.

Les crétins manquent d'entendement; leur sphère d'activité intellectuelle, limitée comme leurs sensations, n'est pas susceptible d'éducation. A peine manifestent-ils la connaissance du plaisir ou de la peine, de la faim et de la soif. La volonté, la mémoire, la liberté morale leur sont étrangères. Aucun d'eux n'est capable d'un jugement sur les choses abstraites; aucun ne sait discerner les attributs des corps et la différence des nuances. Maffei a signalé une sin-

gularité qui leur est commune : c'est la suspension
totale de tout acte mental pendant quelques heures,
et cela périodiquement plusieurs fois dans le jour.
Pendant cet accès, les crétins restent, les yeux ou-
verts et fixés au ciel ou sur quelque objet, sans bou-
ger les paupières, la bouche béante, presque sans
respiration et sans donner signe de vie. On croirait
que l'âme a quitté leur corps, et qu'ils n'ont conservé
ni pensée, ni conscience, ni vitalité.

La santé des crétins n'est pas mauvaise en général.
S'ils deviennent réellement malades, ils recherchent
leur lit et refusent constamment la nourriture. Ils
sont sujets à des maladies spéciales : la plus générale est le goître dont se trouvent atteints les deux
tiers des individus. D'après la commission,

« 1°. Le goître des crétins et des habitants des
pays montagneux a un caractère particulier et ne
doit pas être confondu avec le goître des scrofuleux ;

» 2°. Le goître des premiers, contrairement à ce
qui arrive dans les scrofules, passe rarement en sup-
puration spontanée ;

» 3°. Le goître des habitants des vallées peut
très-bien se concilier avec un état parfait de santé
générale chez les personnes affectées, ce qui n'arrive
jamais chez les scrofuleux ;

» 4°. Le nombre plus grand de goîtres dans un
pays n'y donne pas lieu à un plus grand nombre de
crétins.

» 5°. Si, dans certaines régions, le nombre plus grand de goîtres se trouve accompagné d'un plus grand nombre de crétins, cela ne tient à aucune influence de l'un sur l'autre, mais seulement à ce que parmi les nombreuses causes qui concourent au développement du crétinisme, quelques-unes peuvent aussi contribuer à la production du goître;

» 6°. Parmi les causes qui peuvent engendrer le goître, se rencontrent presque constamment chez nous la mauvaise qualité des eaux potables, la mauvaise nourriture et souvent l'hérédité, spécialement du côté de la mère;

» 7°. Enfin, la fréquence du crétinisme n'est point en rapport direct avec le goître, puisque les goîtreux ne sont pas toujours crétins, ni les crétins toujours goîtreux. »

La durée de la vie des individus atteints de crétinisme se trouve singulièrement abrégée. Beaucoup d'enfants meurent subitement après le sevrage, ou par convulsions, ou par diarrhées, ou par hydrocéphale. Les adultes dépassent rarement 40 ans; les sujets qui arrivent à 70 ans, — véritables cas de longévité, — appartiennent à des familles saines et aisées. D'après les renseignements obtenus, ils succombent entre 20 et 40 ans, à des apoplexies, à des affections lentes de la moëlle épinière, à des paralysies, à des convulsions, etc.

Récapitulant les signes essentiels du crétinisme,

la commission, dans son rapport (p. 47), affirme que tous les crétins présentent, du plus au moins :

« 1°. Une tête mal conformée, le plus souvent écrasée dans les parties antérieures et postérieures, et exubérante sur les parties latérales ;

» 2°. Une disproportion de toutes ou de quelques-unes des parties du corps avec l'ensemble, due le plus souvent à un manque de développement ;

» 3°. Une nutrition plus ou moins imparfaite ;

» 4°. En général, une impuissance absolue à la reproduction, ou tout au moins une grande lenteur dans les facultés reproductives.

» 5°. Peu d'énergie musculaire, mouvements volontaires indécis, impuissance de les soutenir pendant un certain temps ;

» 6°. Manque total ou du moins imperfection notable de langage articulé ;

» 7°. Empreinte de stupidité plus ou moins marquée sur la physionomie ;

» 8°. Dose d'intelligence au-dessous de celle propre à l'homme de génie le plus médiocre. »

La coexistence de toutes les conditions précédentes constitue le type général de l'individu dégénéré physiquement et moralement par le crétinisme ; l'absence de quelques-unes et la diminution de leur intensité, dépeignent le semi-crétinisme. Entre ces deux extrêmes, les gradations sont infinies.

Les diverses classifications adoptées jusqu'à ce

jour, ont paru trop générales ou trop minutieuses
à la commission ; prenant pour base des caractères
communs résultant d'une étude plus large, elle a
adopté trois degrés de crétinisme : l'un, dans lequel
sont compris les crétins doués seulement des facultés
végétatives, dépourvus entièrement des facultés reproductives et intellectuelles, sans langage articulé,
et qu'elle a appelés simplement *crétins ;* le deuxième
renfermant les crétins doués des facultés végétatives et
reproductives, et de quelques *rudiments* de langage.
Facultés intellectuelles limitées aux besoins du corps,
et correspondant aux seules impressions des sens ;
auxquels elle a donné le nom de *semi-crétins ;* le
troisième où elle groupe les crétins doués des facultés
végétatives et reproductives, de langàge moins imparfait en paroles comme en gestes, de facultés intellectuelles moins limitées, mais cependant toujours
au-dessous du niveau ordinaire ; enfin, avec quelque
aptitude pour apprendre un métier, ou pour se livrer à divers travaux ; qu'elle a appelés *crétineux.*

L'étude géographique (1) du crétinisme fournit les

---

(1) Une magnifique carte des États sardes de Terre-Ferme est
annexée au rapport: elle présente les localités affectées de goîtreux
soulignées en jaune; celles où existe le crétinisme sporadique, en
vert; celles ou règne le crétinisme endémique, en bleu, et celles
envahies par l'endémie crétineuse, en rouge. — Un tableau ingé-
nieusement établi indique, sur cette même carte, les distances des
principales villes entr'elles.

éléments d'un quatrième chapitre. D'après cette partie du travail de la commission, on observe cette dégénération à l'état sporadique dans toutes les parties du monde, et endémiquement dans certaines contrées, de préférence dans les vallées des montagnes et rarement dans les plaines. Plus fréquente dans les villes anciennes, on la voit abandonner les pays où la civilisation, et conséquemment l'hygiène publique et privée a fait le plus de progrès. En Europe, on la trouve plus fréquemment vers le sud; son centre principal, en Suisse, est dans le Valais, les Grisons, l'Argovie, Fribourg et Coire; dans les États sardes, dans les Alpes pennines et grecques; puis dans le pays de Saltzbourg, le Tyrol, la Styrie, la Carinthie, la Carpathie. On la rencontre encore dans les Pyrénées, la Bretagne, le Jura français; dans la Saxe, la Bavière, le pays de Hesse et dans l'Angleterre. Hors l'Europe, on la trouve en Chine, dans la Tartarie, le Thibet, le Bengale, au milieu des montagnes centrales de l'Amérique; et enfin, en Afrique, dans quelques contrées du Bambara.

Revenant aux Etats sardes, si nous jetons les regards sur la carte, nous observons que le foyer crétinique principal existe dans le val d'Aoste et la Tarentaise, et que le plus grand nombre des goîtreux occupe la vallée de Saint-Jean-de-Maurienne; les goîtreux et les crétins occupent les vallées alpines; les cas sporadiques de critinisme et de goître existent

dans celles qui se trouvent au delà de Nice et d'Oneille;
dans les vallées seules, on remarque les crétins et les
goîtreux, tandis que les hauteurs en sont exemptes.

Nous ne suivrons pas la commission dans ses ad-
mirables descriptions topographiques relatives aux
diverses provinces des États sardes; pour chacune,
et spécialement pour la vallée d'Aoste, pour la Tarentaise, la Maurienne et la Savoie, elle passe en
revue successivement et avec un soin parfait, la li-
mitation du crétinisme, la situation des collines et
des vallées, le cours des rivières, la température,
la nature du terrain, la végétation, les phénomènes
météorologiques, les constructions, etc., etc. Mais
nous nous bornons à reproduire les conclusions suivantes, déduites de tous les faits qu'elle a relatés :

« 1°. Le crétinisme endémique est limité, dans
les états de terre ferme, aux vallées et aux plaines
qui appartiennent aux grands soulèvements alpins,
lesquels ont pour centre les trois cimes du Mont-
Viso, du Mont-Blanc et du Mont-Rose. L'infection
commence dans les premières ramifications des Alpes
maritimes, augmente dans les Alpes cottiennes, et
atteint son plus haut degré dans les Alpes grecques
et pennines.

» 2°. Les conditions des différentes vallées infectées,
quelle qu'en soit la direction, se ressemblent entr'elles
au point que celui qui les parcourt successivement
peut croire n'être jamais sorti de la même vallée.

» 3°. Les vallées les plus infectées sont les plus profondes, les plus resserrées, les plus humides et celles qui sont le plus privées d'air et de lumière.

» 4°. Les crétins se rencontrent de préférence dans les habitations éloignées du chef-lieu, dans les lieux les plus mal exposés et les plus mal bâtis ; dans ceux qui sont éloignés des quartiers que suit le commerce, encombrés d'arbres, ou voisins de quelques marais.

» 5°. Dans les villes et dans les bourgs les plus remarquables, où passent fréquemment des étrangers, ce n'est ni toute la ville ni tout le bourg qui contiennent des crétins, mais seulement la partie la plus reculée du centre : ce sont les rues et les maisons dans lesquelles l'extension du commerce et les progrès de la civilisation n'ont pas encore fait sentir leur heureuse influence.

» 6°. Ces conditions présentent néanmoins de si nombreuses exceptions, qu'il est impossible de déterminer rien d'absolu sur les relations qui peuvent exister entre les circonstances locales, et le goître et le crétinisme. »

A cette partie du travail, succèdent trois immenses tableaux statistiques, dont on se plaît à reconnaître le puissant intérêt. Le premier comprend la distribution des goîtreux et des crétins dans les Etats sardes par communes, par mandements et par provinces : il y est question de l'intensité du crétinisme et de la proportion des crétins par 100 habitants.

Dans le second, se trouvent compris la naissance des crétins par mois, leur âge en décembre 1845, et l'âge auquel commença le crétinisme et parut le goître chez les crétins goîtreux ; enfin, le troisième tableau est relatif à l'étiologie du crétinisme, à des notions sur les parents des crétins, aux circonstances géognostiques, à la hauteur des lieux au-dessus du niveau de la mer, à la nature des eaux potables, etc.

D'après le recensement de 1838, la population générale des Etats sardes est de 2,651,106 habitants. Dans ce nombre, se trouvent comprises, entr'autres contrées, — car nous ne reproduisons que celles où l'on compte le plus de crétins, — la province de Saint-Jean-de-Maurienne pour un nombre de 62,344 habitants ; celle de la Tarentaise, pour celui de 46,688 ; et celle d'Aoste, pour un nombre de 78,110 individus.

D'après le tableau suivant, le nombre des goîtreux est de 0,82 pour 100 habitants, et celui des crétins de 0,27 pour 100. Nous devons faire observer en outre que dans les chiffres relatés, il n'est aucunement question des goîtres sporadiques.

Nous renvoyons aux autres tableaux pour faire connaître, 1°. le nombre des naissances des crétins par mois; 2°. l'âge des crétins en décembre 1845 ; 3°. l'âge auquel ont paru le crétinisme et le goître chez les crétins goîtreux, et 4°. les notions sur les parents des crétins.

PROVINCES.	SIMPLEMᵗ GOITREUX.				CRÉTINS								INTENSITÉ DU CRÉTINISME.				Nombre des crétins par 100 habitants.
	Hommes.	Femmes.	Sans désignation de sexe.	Total	SANS GOITRE.			AVEC GOITRE.			Non spécifiés.	Total général.	Crétins.	Demi-crétins.	Crétineux.	Non spécifiés.	
					Hommes.	Femmes.	Total	Hommes.	Femmes.	Total							
Maurienne..	1817	2512	200	4529	128	116	244	550	615	1174	»	1418	627	783	»	8	2,27
Tarentaise..	644	816	700	2160	91	77	168	203	252	455	56	679	256	367	50	26	1,45
Aoste......	500	296	2758	3554	251	193	444	472	428	900	836	2180	516	800	54	815	2,79
Toutes les provinces réunies, y compris les trois précédentes.	4525	5256	12282	21841	1120	891	2011	1955	1959	3912	1161	7084	2105	3518	454	967	0,27

NOMBRE DES NAISSANCES DES CRÉTINS PAR MOIS.

PROVINCES.	Janvier.	Février.	Mars.	Avril.	Mai.	Juin.	Juillet.	Août.	Septembre	Octobre.	Novembre.	Décembre.	Non spécifiés.	Total.
Maurienne....	66	78	85	71	72	55	63	60	75	78	66	71	578	1418
Tarentaise....	62	47	48	59	63	47	51	49	41	59	49	52	94	679
Aoste........	112	157	114	117	112	88	89	118	116	110	114	105	848	2180
Toutes les provinces réunies, y compris les trois précédentes.........	402	455	446	598	412	343	525	570	595	581	580	596	2405	7084

AGE DES CRÉTINS EN DÉCEMBRE 1845.

PROVINCES.	Au-dessous de 10 ans.	De 10 à 20 ans.	De 20 à 30 ans.	De 30 à 40 ans.	De 40 à 50 ans.	De 50 à 60 ans.	De 60 ans et au-dessus.	Non spécifié.	Total.
Maurienne.........	52	199	211	219	87	62	30	578	1418
Tarentaise........	44	162	177	104	50	49	57	56	679
Aoste....	104	546	552	293	150	91	54	830	2180
Toutes les provinces réunies , y compris les trois précédentes.	551	1552	1559	1021	442	522	468	2120	7084

PROVINCES.	AGE AUQUEL COMMENÇA LE CRÉTINISME.							AGE AUQUEL COMMENÇA LE GOITRE CHEZ LES CRÉTINS GOITREUX.						
	De la naissance à 2 ans.	De 2 à 5 ans.	De 5 à 12 ans.	De 12 à 20 ans.	De 20 ans et au-dessus.	Non spécifié	Total.	De la naissance à 2 ans.	De 2 à 5 ans.	De 5 à 12 ans.	De 12 à 20 ans.	De 20 ans et au-dessus.	Non spécifié	Total.
Maurienne....	705	59	80	9	7	578	1418	595	47	126	56	17	565	1174
Tarentaise....	640	4	7	1	1	56	679	508	45	87	12	5	»	455
Aoste........	1245	42	55	5	6	835	2180	659	51	150	59	25	27	900
Toutes les provinces réunies, y compris les trois précédentes........	4440	187	202	31	28	2196	7084	2533	199	449	157	63	711	3912

NOTIONS SUR LES PARENTS DES CRÉTINS.

PROVINCES.	Nombre des crétins dont les parents sont désignés.	PÈRES.													MÈRES.													AISANCE des FAMILLES.			
		Leur origine.			Total.	Leurs conditions relativement au goitre et au crétinisme.					Leur état sanitaire et aspect extérieur.				Leur origine.			Total.	Leurs conditions relativement au goitre et au crétinisme.					Leur état sanitaire et aspect extérieur.							
		Nés dans un lieu infecté.	Nés dans un lieu non infecté.	Sans désignation.		Ni goitreux ni crétins.	Goitreux.	Crétins.	Goitreux et crétins.	Sans désignation.	Bon.	Médiocre.	Mauvais.	Sans désignation.	Nés dans un lieu infecté.	Nés dans un lieu non infecté.	Sans désignation.		Ni goitreuses ni crétines.	Goitreuses.	Crétines.	Goitreuses et crétines.	Sans désignation.	Bon.	Médiocre.	Mauvais.	Sans désignation.	Aisées.	Peu aisées.	Indigentes.	Sans désignation.
Maurienne..	847	708	6	0	714	422	209	9	33	41	370	235	44	65	713	2	0	715	407	259	1	14	34	361	236	59	59	156	323	235	n
Tarentaise..	625	490	16	2	508	354	94	8	14	44	254	175	22	60	494	8	8	510	301	154	5	7	43	221	191	36	62	124	265	119	n
Aoste.......	1,396	1,000	55	4	1,059	663	231	10	46	69	535	268	58	158	984	55	3	1,042	632	304	11	20	55	340	505	67	132	233	476	328	n
Toutes les provinces réunies, y compris les trois précédentes..	4,809	3,915	62	32	4,000	2,494	962	54	406	396	2,068	1,095	294	332	3,881	70	64	4,015	2,362	1,281	43	66	365	1,904	1,255	370	308	266	1,728	1,361	54

Le nombre des crétins dont on a indiqué les parents, comparé et divisé par le nombre de pères, donne pour résultat le nombre des crétins par famille ; ainsi, les crétins étant au nombre de 4,899, et les pères au nombre de 4,009, comme l'indique le tableau précédent, les premiers se trouvent répartis dans la proportion de 1,22 par famille.

Ce tableau démontre en même temps l'influence de l'espèce de dégénération chez le père et la mère sur le développement du crétinisme dans les enfants. Ainsi le nombre des pères goîtreux est dans la proportion de 1 à 3,75, et celui des mères de 1 à 3 environ. De même, le nombre des pères demi-crétins est dans la proportion de 1 à 25,53, et celui des mères de 1 à 36,83. Nous ferons observer ici qu'on a remarqué la rareté des mariages entre les personnes des pays infectés et celles des pays sains.

L'on y voit aussi que le crétinisme n'épargne pas plus les classes aisées que les classes indigentes ; il est vrai de dire que les riches n'emploient pas leur fortune à procurer le bien-être à leur famille.

Nous nous abstenons d'analyser les nombreuses notions relatées dans ce tableau touchant la forme et la qualité des terrains ; nous laissons aussi de côté les parties qui traitent des eaux potables soigneusement analysées par le professeur Cantù. L'on a, au reste, signalé dans cette étude, comme dans les observa-

tions ci-dessus mentionnées, des variétés si multipliées, qu'il serait impossible de soutenir une opinion
qui tendrait à attribuer exclusivement le crétinisme
à l'une de ces conditions.

Les membres de la commission s'y sont étudiés
tout particulièrement à éviter l'écueil contre lequel
sont venus heurter jusqu'à ce jour les auteurs qui, la
plupart, n'ont appliqué leurs recherches qu'à quelques
localités infectées. Ils ont examiné avec un soin tout
particulier les causes prochaines et éloignées du crétinisme ; de la connaissance seule de ces causes res-
sortent les moyens propres à prévenir et à combattre
cette dégénération.

Il résulte de ces travaux que les pays montagneux
sont désolés par le crétinisme plus que les pays en
plaine, et que c'est dans les vallées qu'existent les
conditions les plus aptes à le produire : témoins celle
de Maurienne et plusieurs des vallées latérales d'Aoste,
qui sont profondes, étroites, tortueuses, closes à
leur extrémité. Les villages les plus infectés se trouvent dans les vallées secondaires disposées de telle
sorte, que le vent y souffle constamment dans une
seule direction ; les vallées resserrées sont, en effet,
celles où l'on voit dominer le crétinisme : exceptons
toutefois les plaines de Coni et de Saluces, et le val
de l'Isère. Dans ces vallées rétrécies et profondes, l'air
est humide, les brouillards sont fréquents, chargés de
miasmes délétères provenant des marais voisins en-

tretenus eux-mêmes par d'épaisses oseraies. Mais ce sont là des causes générales et non exclusives du crétinisme ; c'est une cause accessoire et non une cause principale. On peut en dire autant des vents qui y tourbillonnent sur place et sans renouveler l'air, du manque de lumière solaire des villages, soit à cause de l'élévation perpendiculaire des montagnes voisines, soit à cause des arbres touffus au milieu desquels les habitations se trouvent disséminées. Pour preuve que ce ne sont pas là des conditions absolues au développement du crétinisme, nous citerons la colline qui domine la vallée d'Aoste comme exposée en plein midi, recevant abondamment les rayons du soleil, presque entièrement dépourvue d'arbres, et se trouvant cependant infectée de crétins, tandis que la montagne en face, regardant le nord et totalement ombragée, n'en offre aucun.

L'on avait admis, d'après les observations de Saussure, que le crétinisme disparaît des villages dont l'élévation au-dessus du niveau de la mer dépasse 500 toises (1000 mètres environ). Les nouvelles recherches ont donné à Montaimon en Maurienne 1151 mètres de hauteur ; à Bramans, 1256 ; à Notre-Dame-du-Villard, 1304 ; au Mont-Cenis, 1382 ; à Albiez-le-Jeune, 1384 ; à Aussois, 1498 ; au Mont-Pascal, 1553 ; et à Albiez-le-Vieux, 1566 mètres : ces divers endroits sont peuplés de crétins : ce dernier particulièrement, non-seulement fournit 90 cas de goître ou de crétinisme par 1000 habitants, mais encore la population y est défectueuse.

La nature du sol, la différence et la qualité des terrains n'ont aucune importance par rapport au plus ou moins grand nombre de personnes infectées. L'étiolement des végétaux et des animaux, observé par M. Ferraris, ne prouve rien non plus, puisque la végétation et la race bovine sont magnifiques dans le val d'Aoste qui abonde en crétins.

Une autre influence naturelle, et douée d'une certaine valeur dans la genèse du crétinisme, gît dans les eaux considérées sous le double point de vue des émanations et de la boisson; il est certain que dans tous les villages crétineux on observe des stagnations d'eaux, et que dans les lieux où l'on est parvenu à diguer les rivières et sécher les terres marécageuses, on a vu diminuer notablement les goîtres et les crétins. Quant aux eaux potables, on a observé que dans quelques localités leur nature est mauvaise, qu'elles sont très-chargées de sulfate et de carbonates calcaires, et qu'elles manquent d'iode et de brôme. Nous ajouterons cependant qu'à Saint-Vincent où l'eau est excellente, on compte beaucoup de crétins et de goîtreux; tandis que dans la vallée d'Ivrée où, comme à Aoste, on boit les eaux troubles de la Doire-Baltée, on observe un petit nombre de goîtreux et très-peu de crétins.

Nous signalerons en passant la mauvaise exposition

des villages infectés : on les trouve tous bâtis au fond
des vallées, sur le bord des eaux, dans des angles
rentrants, couverts d'arbres ; les habitations y sont
entassées, séparées par des rues étroites, tortueuses,
obscures et humides, entourées de cloaques et d'or-
dures qui vicient l'air. On en occupe les rez-de-chaus-
sées, ou de préférence des étables basses, non pavées,
malpropres, manquant d'ouvertures suffisantes, renfermant elles-mêmes des cloaques et des fumiers, et
dont la température s'élève, en hiver, au-dessus de
20 degrés Réaumur. — L'alimentation est aussi défectueuse pour la qualité que pour la quantité : peu
de familles, dans la vallée d'Aoste, en Tarentaise et
en Maurienne, consomment du pain de froment : la
plupart se nourrissent de seigle, d'orge et de maïs ;
d'autres se contentent d'une bouillie de maïs, de châ-
taignes et de pommes de terre. Elles s'abstiennent
de viande et ne connaissent pas le vin ; en revanche,
plusieurs de ces êtres dégradés affectent une bonne
partie de leurs épargnes à boire de l'eau-de-vie, dont
ils sont friands à l'excès. Une telle manière de vivre
les rend inactifs, ignorants, étrangers à tout mouve-
ment d'industrie, mous en présence des travaux agri-
coles, indifférents pour les plaisirs actifs. Manger,
boire et dormir est leur unique confort.

On ne révoquera certainement pas en doute que
l'action continue de toutes les causes générales d'in-
salubrité dont il vient d'être question n'influe fâcheu-

sement sur la constitution des habitants et sur la dégénération successive de l'espèce ; mais il en est de
plus immédiates et qui sont, pour ainsi dire, indivi-
duelles. L'état sanitaire des parents, par exemple,
peut être une occasion de crétinisme ; et cet état varie
lui-même suivant le mode des mariages. On peut re-
garder comme règle assez constante que là où règne
le monopole des mariages indigènes, là le crétinisme
est plus fréquent et plus intense ; que, par contre,
dans les pays où il se fait le plus de mariages mixtes,
cette affection décroît en proportion, surtout quand
les hommes d'un pays infecté vont chercher une com-
pagne dans ceux qui sont tout-à-fait exempts de crétinisme ; le croisement des races améliore donc les
générations. Aussi, M. le docteur Trombotto a-t-il
remarqué, contrairement aux renseignements fournis
par les curés, que les familles chez lesquelles on rencontre des enfants crétins ont un père et plus souvent
une mère, sinon tous deux ensemble, d'une constitution scrofuleuse ou rachitique, ou bien ces parents
sont goîtreux, ou difformes de figure et de corps ; ou
bien encore c'est le grand-père, l'oncle, ou quelque
collatéral ascendant qui a présenté ces caractères !
Les tables statistiques font voir que, sur 4000 environ pères de crétins, plus de mille ont le goître, et
que sur autant de mères, plus de 1300 l'ont aussi :
c'est un quart pour les pères et un tiers environ pour
les mères.

La commission n'hésite donc pas à reconnaître que le crétinisme passe directement des parents aux enfants. Contrairement aux maladies héréditaires, ce n'est pas toujours une simple prédisposition qui est transmise, c'est le crétinisme lui-même; c'est une monstruosité qui engendre directement une autre monstruosité. Quant aux individus qui naissent simplement avec le germe héréditaire, leur état peut quelquefois être notablement amélioré; mais trop souvent l'incurie des parents et le défaut de moyens pécuniaires favorisent le développement de cette dégénération : pour peu qu'un enfant naissant en présente quelques signes, l'on s'en occupe à peine, et tel qui était né avec une légère prédisposition devient un crétin accompli.

Jetons un coup d'œil rapide sur les principales causes malfaisantes, capables de développer cette dégénération héréditaire sous la forme hideuse à laquelle on a donné le nom de crétinisme. L'on peut conclure, avec les auteurs du rapport, que les plus générales et les plus influentes, sont l'air humide et vicié, peu renouvelé par le fait de l'enclavement de certaines vallées dans les hautes montagnes alpines, la mauvaise nature des eaux et l'insuffisante variété d'une alimentation de mauvaise qualité. Par l'air que respirent les habitants des lieux infectés, air peu oxygéné et imprégné de miasmes, l'hématose pulmonaire est imparfaite; nous avons dit ailleurs que leurs aliments ne sont pas assez réparateurs, et

les expériences de M. Cantù ont démontré que la
plupart des eaux potables manquent des sels d'iode et
de brôme qui entrent dans la composition des bonnes
eaux, et qui exercent une action bienfaisante sur la
composition chimique du sang et sur son égale plas-
ticité. En faut-il davantage, en effet, pour provoquer
cet aspect cachectique, cette stature médiocre et ce
manque d'énergie intellectuelle et musculaire dont
ils sont stigmatisés ! Si on ne peut attribuer exclusivement et directement à chacune de ces causes la
genèse du crétinisme, on ne peut nier leur action ;
ce qui le prouve, c'est que ailleurs où elles se montrent
avec moins d'intensité, elles donnent naissance à
des écrouelles, au rachitis et à d'autres vices organi-
ques; c'est qu'on a vu le crétinisme diminuer dans
les pays où elles ont été détruites; c'est que d'heureux changements sont survenus en Tarentaise, en
Maurienne, etc., dans les divers points où l'on a
ouvert des routes à travers les villages, où l'on a en-
digué les courants d'eau, où l'on a diminué le nombre des marais, où le commerce a été ravivé, partout
enfin où de nouvelles lois sanitaires ont été appliquées.

Nous ne suivrons pas la commission dans les nombreux détails où elle est entrée pour rechercher les
causes prochaines du crétinisme. Dans ce but, elle
passe en revue les résultats nécroscopiques, les observations des auteurs et les opinions des médecins
des localités infectées. Il en résulte les différences

les plus multipliées, qui se réduisent toutefois à des diversités de forme plus qu'à des diversités d'essence. Les auteurs s'accordent à dire que tous les crétins présentent quelque anomalie dans l'encéphale et dans le crâne ; ils ont tous observé un défaut de symétrie et de proportion, et des vices de structure dans les os de la tête ; rarement un excès et plus fréquemment un manque de développement dans l'encéphale ou dans quelques-unes de ses parties, et une consistance qui s'éloigne plus ou moins de l'état naturel. C'est à l'aide de ces observations insuffisantes et incomplètes que les écrivains ont hasardé quelques explications sur la nature intime du crétinisme ; mais la commission s'abstient de formuler une opinion qui lui soit propre avec les documents d'anatomie pathologique qu'elle a groupés et qu'elle considère comme peu exacts ou incomplets.

Pendant longtemps on avait considéré le crétinisme comme une de ces infirmités contre lesquelles les efforts de l'art sont inutiles, tandis que les observateurs modernes pensent que, non-seulement on peut prévenir cette dégénération, mais que dans bien des cas on peut encore traiter un crétin avec quelque espoir d'amélioration. Suivant ces auteurs :

« 1°. Le crétinisme n'est pas toujours inguérissable ;

» 2°. Les premières années de la vie sont l'époque la plus opportune pour en entreprendre le traitement ;

» 3°. La difficulté d'améliorer un crétin croît à mesure qu'il approche de l'état adulte;

» 4°. Les crétins, chez qui la structure de la tête est très-difforme de naissance, sont tout à fait inguérissables;

» 5°. Enfin, l'amélioration se maintient pendant toute la vie, lorsque l'enfant est arrivé à l'âge de dix ans, quand bien même il resterait sous l'influence des causes pernicieuses locales. »

Le docteur Guggenbühl est jusqu'ici le seul qui, pénétré de ces principes, se soit occupé, dans son institut de l'Abendberg en Suisse, du traitement des crétins, à l'exemple des médecins français pour celui des idiots de naissance. Sa méthode, qu'il appelle *médico-pédagogique*, consiste dans la combinaison de la médecine et de l'éducation. Il fortifie la constitution par une nourriture substantielle, par des préparations toniques sous toutes les formes; il applique l'électricité; il soumet les individus à des exercices gymnastiques, et en même temps il travaille à éveiller et à développer les facultés intellectuelles et morales par une discipline pédagogique appropriée. Le succès répond quelquefois à ses louables efforts.

La commission, guidée par l'étude des causes et par les informations étiologiques recueillies sur les lieux infectés, propose donc les mesures suivantes, persuadée par les résultats déjà obtenus qu'elles peuvent réussir à améliorer les conditions du pays.

« A. Précautions contre les causes locales.
— 1°. Pour purifier l'air, on doit dessécher promptement les marais qui subsistent encore principalement le long de la Doire-Baltée, de l'Isère, de l'Arc et de l'Arve, et canaliser les eaux de ces rivières qui sont sujettes à déborder;

2°. Convertir les délaissés de ces rivières en champs labourables, aussitôt que les attérissements seront terminés au lieu de les laisser en prairies, parce qu'avec celles-ci on ne parviendrait pas à les purger de l'extrême humidité dont ces terrains sont imprégnés;

3°. Abattre les plantations de haute futaie à la distance au moins de cinquante mètres de toute habitation, afin que l'air puisse librement circuler, que l'humidité n'y soit pas stationnaire et que la lumière solaire y puisse pénétrer;

4°. Dans les pays où, soit l'analyse chimique, soit l'expérience pratique, ont prouvé l'existence de quelque eau potable nuisible à la santé, dériver à peu de frais l'eau de bonne source comme il s'en trouve heureusement partout, et même s'il n'y en a pas, corriger ce défaut le mieux qu'il sera possible, en établissant des citernes d'eaux pluviales, lesquelles seront toujours suffisamment salubres, si on les conserve avec soin;

B. Précautions dans les habitations. — 5°. Démolir les habitations qui, par leur exposition ou

)ar leur construction vicieuse, ou par toute autre
:irconstance, sont reconnues très-insalubres et in-
:apables d'être améliorées ;

6°. Empêcher l'érection de nouvelles constructions et la réparation aux anciennes, dans tous les
lieux qui sont généralement reconnus malsains ;

7°. Obliger les propriétaires à construire selon les
règles hygiéniques, à choisir une bonne exposition,
à faire de nombreuses et amples fenêtres dans les
nouveaux bâtiments, à en ouvrir de nouvelles et à
élargir celles déjà existantes, à construire sur deux
étages, à élever le rez-de-chaussée au-dessus du niveau du sol, avec un pavé ou un plancher de bois
sur un lit de sable, de charbon ou de cailloutis, à
rendre les étables assez élevées, spacieuses et aérées.
Enfin, il ne faut négliger aucune des règles reconnues indispensables pour qu'une habitation ne soit
pas funeste à la santé de ceux qui l'habitent ;

8°. Quand il s'agit de bâtir de nouveaux villages,
s'éloigner du bas des vallées, les placer sur les hauteurs et dans les points les plus exposés au soleil et
au vent, y tracer des routes spacieuses et pavées avec
des cailloux ;

9°. Etablir des lois très-sévères pour maintenir
partout la propreté, réserver les lieux écartés pour
y entasser le fumier et les immondices, clore les
cloaques et autres ;

10. Créer en chaque chef-lieu de mandement

une junte de santé, composée principalement des
personnes de l'art, en donnant à cette junte plein
pouvoir de faire exécuter, empêcher ou modifier directement tout ce que peut exiger la salubrité des
communes de son rayon, avec l'ordre exprès de
veiller à l'exécution exacte de tout ce qui a été pro-
posé par rapport aux constructions ;

C. PRÉCAUTIONS ALIMENTAIRES. — 11°. Etablir
de sages lois annonaires, pour prévenir le renché-
rissement excessif des aliments les plus nécessaires à
la vie ; pour prévenir, autant que possible, l'usage
immodéré des spiritueux de tout genre ;

12°. Vendre le sel de cuisine au plus bas prix possible, afin que tout le monde en fasse une plus grande
consommation. La commission insiste sur cette mesure d'une manière toute spéciale, rien n'étant plus
constaté que l'action bienfaisante exercée par le sel
sur la santé de l'homme, et sur les produits du bétail
qui servent à l'alimentation ;

13°. Faire en sorte que l'usage de la viande de-
vienne plus fréquent chez les personnes de toute
condition ;

D. MESURES PROPRES A DÉVELOPPER L'ACTIVITÉ
SOCIALE. — 14°. Favoriser, par tous les moyens
possibles, le commerce et tout genre de fabrique et
de manufacture destinées à occuper un grand nombre de bras pendant l'hiver ;

15°. Ouvrir de nouvelles routes et faciliter les

communications d'un pays à l'autre, afin d'attirer
l'affluence des voyageurs;.....

16°. Inculquer aux administrations municipales
respectives des jeux publics de gymnastique, et de
faciliter les danses, les courses et autres fêtes publi-
ques, non-seulement dans le but de rendre un peu
de vie aux habitants, mais aussi d'engager les jeunes
gens des localités qui s'avoisinent à frayer ensemble,
et à contracter des mariages mixtes;

E. Mesures a prendre pour les mariages. —
17°. Empêcher, par toutes les voies possibles, que
deux personnes qui ont une tendance au crétinisme,
ou qui appartiennent toutes deux à des familles dans
lesquelles le crétinisme paraît héréditaire, ou bien
qui sont rachitiques ou scrofuleuses au suprême degré,
ne contractent mariage entre elles; favoriser au con-
traire le croisement des races;

18°. Régulariser le service des accouchements,
afin qu'il ne tombe pas entre les mains de femmes
ignorantes et inexpérimentées;.....

19°. Engager les femmes qui appartiennent aux
familles où le crétinisme est assez fréquent, à ha-
biter les hauteurs des montagnes ou autres lieux
salubres pendant leur grossesse, à y accoucher et y
allaiter leur nourrisson, au moins pendant les premiers mois. Entre autres auteurs, Saussure, Fodéré
et Savoyen ont observé que cette pratique avait pro-
duit d'heureux résultats;

20°. Instituer des prix d'encouragement aux mères les plus soigneuses de leur progéniture, aux hommes les plus industrieux, et comme cela se pratique
dans plusieurs villes de l'Allemagne, aux plus sobres
et tempérants, et à ceux qui maintiennent le plus de
propreté dans leurs habitations;

F. PRÉCAUTIONS PAR RAPPORT A L'INSTRUCTION
ET A L'ÉDUCATION. — 21°. Etablir des salles d'asile
et des écoles normales, où, par le moyen des exercices gymnastiques et autres de même genre, on
soignerait, outre l'éducation religieuse, l'éducation
physique des garçons et des filles;

22°. Populariser, autant que possible, les préceptes les plus nécessaires de l'hygiène, en employant
dans ce but de petits traités expressément composés,
en faisant rentrer ces préceptes dans l'enseignement
primaire, ou en chargeant les curés de les répandre
par le moyen des entretiens familiers et même par
celui des prônes;

G. MESURES GÉNÉRALES. — 23°. Il serait à dé-
sirer qu'on recueillît les crétins actuels dans un institut semblable à celui d'Abendberg. On y réunirait
spécialement les crétins qui laissent quelque espoir
d'amélioration, et les enfants qui, soit à cause de
leur famille, soit à cause des signes qu'ils présentent, feraient présumer des dispositions au crétinisme;

24°. Enfin, il conviendrait de créer une commission permanente composée d'hommes de l'art, la-

quelle serait chargée de surveiller, par des inspections locales, l'exécution des mesures adoptées, de suggérer de nouveaux conseils, lorsque l'expérience et les progrès journaliers de la science jetteraient quelque lumière nouvelle sur ces points si difficiles de l'hygiène publique et de recueillir de nouveaux matériaux statistiques, afin de les comparer aux anciens et de rendre compte des résultats obtenus. »

Telles sont, dans leur ensemble, Messieurs, les mesures proposées par la commission à la sagesse du gouvernement sarde, mesures dont l'exécution peut bien être de nature à réaliser ses vœux, et l'espérance qu'il a conçue d'améliorer les conditions de cette partie si importante de la grande famille subalpine. Telle est l'esquisse rapide que j'ai cru devoir mettre sous vos yeux.

L'importance du rapport m'a fait un devoir de lui donner une certaine extension ; c'est, en effet, un travail riche d'observations exactes et de faits neufs et scrupuleusement contrôlés ; toutes les opinions y sont parfaitement motivées. Comme je l'ai fait pressentir en commençant, il est l'essence de travaux nombreux et substantiels ; il constitue une œuvre monumentale, féconde en enseignements utiles et en préceptes hygiéniques, qui justifient pleinement de la sollicitude du chef des Etats sardes, et qui font tourner au profit de la science et de l'humanité, le zèle et les efforts éclairés des membres de la commission.

La valeur de ce rapport circonstancié n'a point échappé au gouvernement sarde, et comprenant l'intérêt que peuvent en retirer les autres nations, il l'a fait traduire en langues étrangères et lui a donné toute la publicité possible. Cette initiative, prise par un petit royaume que les crises politiques n'ont point détourné d'une étude aussi utile, ne doit pas être perdue pour la France : le département du Puy-de-Dôme en particulier, qui renferme quelques cas rares de crétinisme sporadique, mais qui compte un assez bon nombre de goîtreux endémiques, est sérieusement intéressé dans la solution de cette question qui, jusqu'à ce jour, a été étudiée fort incomplétement.

Si l'on porte un regard rétrospectif sur les travaux français qui se rattachent au goître et au crétinisme, l'on est frappé du peu de progrès subi par l'étiologie de ces affections, et de l'absence de toute impulsion de la part des pouvoirs publics. Parmi les auteurs, Fodéré seul nous paraît avoir embrassé la question d'une manière satisfaisante et moins incomplète ; il dépeint avec vérité la physionomie et le caractère des goîtreux et des crétins ; il fait ressortir les influences extérieures auxquelles il les a vus soumis ; il formule des préceptes généraux utiles ; mais ses observations ne l'ont pas conduit à saisir les causes secrètes et spéciales du fléau ; néanmoins, il existe dans son ouvrage un fait important à retenir : c'est celui de la décroissance du crétinisme sous l'influence de l'é-

ducation et de la civilisation, fait que M. de Rambuteau, préfet du Simplon, a signalé de nouveau en
1813, et que la commission des Etats sardes vient
à son tour de faire ressortir en l'appuyant sur des
renseignements certains.

Depuis Fodéré, quelques hommes instruits se sont
efforcés à chercher une cause spéciale au goître et
au crétinisme : l'un d'eux, M. Chatin, a pensé que
l'absence ou la diminution de l'iode dans les eaux
potables n'est pas sans action sur la production de
ces dégénérations. C'est à tort cependant que divers
écrits lui prêtent une opinion affirmative, car, dans
son premier travail (1) lu à l'Académie des sciences
le 25 mars 1850, il n'est aucunement question du
goître et du crétinisme ; un second mémoire, dont
il a été donné lecture dans le sein de la même Académie le 26 août 1850 (2), renferme une conclusion
ainsi conçue : *Une proportion trop minime d'iode
dans les eaux potables de certaines contrées paraît
être la cause principale du goître.* M. Chatin ne fait
donc qu'entrevoir la possibilité de l'influence de
l'iode ; théoriquement et par analogie, cette opinion
mérite qu'on s'y arrête en ce qui touche le goître,

---

(1) Sur l'existence de l'iode dans les plantes d'eau douce. —
Gazette médicale, 1850, p. 248.

(2) *Gazette médicale*, 1850, p. 644.

mais elle ne nous paraît digne d'aucune confiance
vis-à-vis du crétinisme.

L'on a fait jouer également un rôle, comme cause
spéciale de ces infirmités, à la présence dans les
eaux potables d'une trop grande quantité de magnésie empruntée au sol. Dans une dissertation lue
à l'Académie des sciences le 29 avril 1850 (1),
M. Grange (de Genève) annonce qu'aucune des
eaux qu'il a analysées et qui provenaient des localités à goîtres de la Suisse, de la Savoie et de la
France, ne s'est trouvée exemptée d'une quantité
de magnésie bien supérieure à celle indiquée par
l'analyse dans les eaux du bassin de la Seine, de la
Loire, de la Gironde, où cette affection est incon-
nue; il ajoute que, d'après une carte de distribution
du goître et du crétinisme qu'il a dressée, on voit,
contrairement à l'opinion généralement reçue, le
goître très-répandu dans les pays de plaine.... Plus
tard, il écrit à la même société savante (séance du
15 juillet 1850) qu'il vient de parcourir le Piémont
où il a trouvé la preuve de ses premières observations; qu'il les appuie particulièrement sur la comparaison de sa carte avec celle établie par M. Sismonda, et que ces affections règnent dans cette
contrée, là où il existe des terrains magnésiens....

_____

(1) *Gazette médicale*, 1850, p. 548.

Enfin, chacun a pu lire dans les journaux politiques le rapport adressé à M. le ministre de l'agriculture et du commerce, rapport qui confirme les précédentes assertions.

A notre point de vue, cette opinion ne présente aucune solidité; elle a acquis un certain crédit, comme la plupart des idées neuves, présentées avec assurance. Dès que l'on s'étudie à la contrôler, on trouve qu'il ne lui reste même pas les points d'appui présentés par son auteur. En effet, il n'est pas plus logique d'avancer que la magnésie et ses composés sont la cause du goître et du crétinisme, sans fournir d'autre preuve que l'existence des goîtreux et des crétins dans les contrées dont le sol est magnésien, qu'il ne serait exact d'en rapporter la cause à la présence des sels calcaires, des principes ferrugineux, ou de tout autre agent minéralisateur que nous savons généralement et plus constamment répandus dans la nature. Si cette prétendue influence était vraie : d'une part, l'on observerait, dans toutes les contrées, des individus atteints de goître et de crétinisme, puisque la majeure partie des terres renferment de la magnésie; d'une autre part, l'on ne compterait ni crétins, ni goîtreux dans certaines localités où les eaux potables manquent de principes magnésiens, tandis qu'il en existerait un plus ou moins grand nombre dans d'autres, dont les eaux fournissent au chimiste une quantité notable de ma-

gnésie. L'observation générale ne parle donc pas en
faveur de l'opinion de M. Grange; nous en trouvons,
en effet, une preuve manifeste dans des faits qui appartiennent à notre département.

Les eaux potables de Clermont, Royat, Riom,
Marsac, etc., ne possèdent point ou possèdent des
quantités presque inappréciables de sels magnésiens :
on voit cependant dans ces localités de nombreux
sujets atteints de goîtres. L'analyse décèle des pro-
portions très-notables de carbonate de magnésie dans
les eaux de fontaines et de puits des cantons d'Ai-
gueperse, Randan, Maringues, Ennezat, etc.; et les
goîtreux y sont rares. L'on n'observe ni crétins ni
goîtreux autour de nos nombreuses sources d'eaux
minérales; cependant il existe dans leur composition
du carbonate de magnésie, ainsi qu'on peut s'en as-
surer en ouvrant le Dictionnaire des eaux minérales
de M. Nivet; et les travertins auxquels elles donnent
naissance en sont abondamment pourvus. A Châtelguyon, par exemple, les eaux contiennent non-seulement du carbonate de magnésie, mais encore du
chlorure de magnésium; les habitants s'en servent
pour pétrir leur pain; ils boivent de l'eau de puits
qui reçoivent des infiltrations d'eau minérale; ils
cultivent des champs formés en partie de travertins
altérés. Y a-t-il pour cela parmi eux des goîtreux et
des crétins ?

L'opinion de M. Grange n'a pas plus de force,

lorsqu'il cherche à l'étayer sur le rapport de la commission des Etats sardes, sur la carte de M. le chevalier Sismonda, et sur les analyses de M. le professeur Cantù ; les citations suivantes en sont la réfutation naturelle.

A la suite des tableaux statistiques de ce rapport, relatifs aux notions géognostiques, nous lisons le passage suivant : « La variété de forme et de qualité de terrain, ainsi que la variété des diverses eaux potables, sont de nature à détruire toute opinion qui voudrait attribuer exclusivement le crétinisme à une seule des conditions ci-dessus indiquées. (P. 167.) »

... « A St-Vincent, où l'eau potable est excellente, il y a un très-grand nombre de goîtreux et de crétins, pendant que dans la ville d'Ivrée, où, comme à Aoste, les habitants sont obligés de faire usage des eaux troubles de la Doire-Baltée, on compte fort peu de goîtreux et presque pas de crétins. (Page 178.) »

... « Les crétins ne se rencontrent pas sur un terrain plutôt que sur un autre ; la différence des terrains n'est d'aucune importance par rapport au plus ou moins grand nombre de personnes infectées ; la qualité peut avoir une influence seulement indirecte, lorsqu'elle rendrait le sol d'un pays moins fertile en en augmentant la misère. »

Que deviennent les assertions de M. Grange en face de ces citations ? Sont-elles mieux fondées lorsqu'il annonce que les goîtreux sont très-répandus dans les pays de plaine? Et n'avons-nous pas à lui opposer encore l'exemple de notre Limagne, où l'on compte à peine quelques cas isolés de goître sporadique, tandis qu'on l'observe endémique dans un certain nombre de nos vallées humides.

Mais ce qui achève de renverser l'opinion de M. Grange, ce sont les changements opérés dans diverses localités par le fait de la civilisation, changements signalés déjà par de Saussure, Fodéré, de Rambuteau, et par la commission des Etats sardes, et qui se sont également opérés d'une manière sensible dans le département du Puy-de-Dôme, ainsi que nous le démontrerons. Or, nous le demandons : là où la décroissance a été constatée, les éléments du sol ont-ils subi quelque modification? La composition des eaux n'est-elle pas restée la même? Comment donc le crétinisme et le goître auraient-ils perdu de leur fréquence et de leur intensité, en présence d'une prétendue cause qu'aucune puissance n'a pu faire varier?

Nous devions vous entretenir, Messieurs, des travaux de MM. Chatin et Grange : en résumé, la nature des expériences sérieuses auxquelles le premier s'est livré, et l'action bien connue des préparations iodées contre le goître, ont pu le conduire à formuler, sous forme de probabilité, l'opinion que nous lui connaissons ; il est très-probable même que l'on doit observer peu de goîtres dans les localités où les eaux renferment une certaine quantité d'iode; mais il ne serait pas aussi facile d'expliquer leur action contre le crétinisme. Quant aux assertions de M. Grange, elles nous paraissent hasardées, et nous ne les trouvons étayées ni par la théorie, ni par les motifs qu'on a fait valoir en leur faveur, ni par les documents recueillis en Sardaigne, ni par les observations fournies par nos contrées.

Quoi qu'il en soit de la valeur de ces opinions, il subsiste un fait vrai, c'est qu'on a compris l'importance de l'étude du goître et du crétinisme, c'est que l'attention générale se porte sur ce sujet. Tout nouvellement encore, M. Ferrus vient de saisir l'Académie de médecine d'un mémoire dont la lecture n'est point terminée, et qui, nous n'en doutons pas, jettera un certain jour sur cette question.

Telles sont, Messieurs, les généralités dans lesquelles il nous a paru nécessaire d'entrer pour faire connaître les écrits principaux qui, à notre connaissance, se sont occupés du goître et du crétinisme. Nous terminerons notre travail par des considérations tout-à-fait spéciales au département du Puy-de-Dôme, et qui auront trait uniquement à l'étude du goître, la seule de ces deux affections qui règne endémiquement dans plusieurs de ses cantons.

Dans un discours prononcé à l'école de médecine de Clermont le 21 août 1833, l'un des plus célèbres praticiens de Clermont, M. le docteur Fleury père, enlevé trop tôt à la science et à la confiance d'une clientelle nombreuse, a consacré quelques pages aux individus frappés de goître. Ce chirurgien, qui faisait partie des conseils de révision, a dressé un tableau statistique des jeunes gens du département du Puy-de-Dôme réformés pour cette cause, pendant une période de dix années (de 1822 à 1831). D'après cet état on a observé dans l'arrondissement de

Clermont.	241 goîtreux,	sur 5,505 jeunes gens compris au contingent.			
Riom.....	55	—	sur 2,769	—	—
Issoire...	15	—	sur 1,852	—	—
Ambert...	21	—	sur 1,649	—	—
Thiers ...	50	—	sur 1,534	—	—
Totaux..	582		10,907		

Donc, les arrondissements de Thiers, Ambert et Issoire ont fourni le moins de goîtreux; on en a compté le plus petit nombre dans celui d'Issoire et le plus grand dans celui de Clermont. Quant à la répartition dans les divers cantons, nous renvoyons au tableau.

M. Fleury accompagne ses chiffres d'observations fort judicieuses; il fait observer que le goître altère la voix, gêne la respiration et dénature les formes gracieuses du col des femmes. Pour lui, cette difformité est héréditaire; la grossesse et le travail d'enfantement la provoquent d'une manière toute particulière. On l'observe à tout âge, mais elle est plus commune chez les enfants que chez les adultes, chez les femmes que chez les hommes. Les principales causes de cet engorgement sont les cris violents, les

chants forcés, l'extension soutenue de la tête sur le
cou, son renversement en arrière et l'attitude des
personnes qui portent des fardeaux sur la tête......
Le même auteur a constaté que le goître ne règne
pas endémiquement dans les deux chaînes de montagnes qui bordent la Limagne ; que l'endémie occupe les gorges étroites, basses et peu ventilées ;
que les eaux qui s'échappent des montagnes grani-
tiques ne produisent pas le goître, pas plus que celles
qui sortent des fissures des roches que présentent les
coulées volcaniques ou que l'on voit sourdre là où la
lave s'est arrêtée ; enfin que les eaux de puits du
Marais ne le donnent pas davantage. Il n'en est pas
de même, ajoute-t-il, de la partie de plaine d'où
s'élèvent des collines et des monticules calcaires, et
où les habitants s'abreuvent d'une eau qui contient
plus ou moins de sulfate et de carbonate de chaux.
Parmi les localités le plus infectées, il signale plus
particulièrement Mirefleurs, qui avoisine la rivière
et se prolonge dans une gorge étroite ; Billom, ville
enfoncée qui fournit à elle seule plus de goîtreux que
le reste du canton ; Clermont, *où les jeunes personnes qu'on y conduit pour faire leur éducation voient
bientôt grossir leur cou ;* Royat, remarquable par la
disposition de sa vallée, et où cette infirmité s'em-
pare d'un grand nombre de sujets.

Une seule objection nous paraît devoir être adressée au travail de M. Fleury : on y observe une ten-

dance à faire considérer les eaux calcarifères comme susceptibles de donner naissance au goître. Cette opinion, du reste, est accréditée en Auvergne comme elle l'est plus généralement encore dans les Etats sardes. Mais ce qui prouve qu'elle n'est pas fondée, c'est que nos paysans du Marais ne boivent qu'une eau de puits fortement chargée en principes calcaires, et que parmi eux les goîtres sont extrêmement rares. Voici, en outre, un fait que nous devons à notre collègue M. Lamotte, fait que M. de Tarrieux et de nombreux habitants lui ont révélé en novembre 1844.

Dans le canton de Vertaizon, et au sud-ouest du chef-lieu, existe le petit village de St-Bonnet, près Chauriat, qui compte seulement 259 habitants ; situé au sud-est d'un coteau, il est abrité des vents du nord et d'ouest ; les habitations y sont saines ; leur rez-de-chaussée sert ordinairement de cellier ou de cuvage : le premier étage loge la famille. Avant 1830, une source d'eau potable située à peu de distance du village, sur le chemin du Grand-Pérignat, servait seule aux usages des habitants ; cette eau contient une proportion considérable de sels calcaires ; sa température varie avec celle de l'air. En 1834 ou 1835, des travaux de construction ont fait découvrir au milieu du village une nouvelle source, dont la température est constamment la même (12 d. c. + 0 environ), et qui se trouve conséquemment trop fraîche en été. Elle est calcarifère également, mais beaucoup

moins que la première. Depuis sa découverte, l'on y
a puisé presque exclusivement pour les divers usages
domestiques. Or, d'après le témoignage des habitants,
aucune personne du village n'avait eu le goître à
l'époque où l'on buvait l'eau de la vieille source,
tandis que cette infirmité a atteint un certain nombre
d'individus depuis qu'on boit l'eau de la nouvelle.

Notre intention était d'utiliser les états statistiques
transmis par l'ancien professeur de l'école de médecine de Clermont, pour rechercher le chiffre ap-
proximatif des goîtreux de notre département; mais
il les a établis en prenant pour base le chiffre des
jeunes gens destinés à former le contingent. Nous
pensons que l'on peut se rapprocher davantage de la
vérité en ne s'occupant que des sujets examinés par
les conseils de révision. C'est pourquoi nous avons
dressé un tableau comprenant tous les cantons du
département du Puy-de-Dôme, leur population
moyenne d'après les deux derniers recensements
(ceux de 1841 et 1846), et le nombre des goîtreux
constaté dans chaque canton par les conseils de révision (1), pendant une nouvelle période de 10 années
(de 1840 à 1849). A la suite des totaux des individus

---

(1) Nous devons des remercîments à M. Fleury, secrétaire-gé-
néral de la Préfecture, et à M. Roubin, sous-chef du 1er bureau,
qui ont mis obligeamment à notre disposition les dossiers dont
nous avons eu besoin.

examinés et de ceux exemptés pour cause de goître, une nouvelle colonne présente les rapports qui existent entr'eux ; et enfin, dans une dernière, nous arrivons à formuler d'après ces bases le chiffre présumé de goîtreux, dont la population entière du département peut être affectée.

A l'aide des résultats consignés dans notre tableau statistique, la moyenne de la population de l'arrondissement de

Clermont se trouve être de 174,429 habitants ;
Riom. 154,355   —
Issoire. 100,425   —
Ambert. 92,332   —
Thiers. 72,591   —

Tout le département. 594,083   —   (1).

Dans la période des dix dernières années, on a examiné dans l'arrondissement de

Clermont. 8,234 jeunes gens, sur lesquels on a trouvé 152 goîtreux, ou 1 sur 54.
Riom. . . 8,337   — —   42   ou 1 sur 198.
Issoire. . . 4,777   — —   22   ou 1 sur 217.
Ambert. . 5,256   — —   16   ou 1 sur 328.
Thiers. . . 4,518   — —   50   ou 1 sur 90.
dans le dép. ——
entier. . 31,122   — —   282   ou 1 sur 110.

(1) On ne s'étonnera pas si les chiffres généraux pour ce département ne sont pas la somme exacte de ceux des arrondissements, car nous avons constamment négligé les fractions dans nos calculs.

En sorte que l'arrondissement de Clermont est celui où il a été opéré le plus de réformes, et l'arrondissement d'Ambert, celui où il y en a eu le moins. De même, en jetant un coup d'œil sur notre tableau, l'on acquiert la certitude qu'il a été observé proportionnellement plus de goîtreux dans les cantons de Vertaizon, 1 sur 17 ; de Pont-du-Château, 1 sur 23 ; de Saint-Dier, 1 sur 51 ; de Vic-le-Comte et Billom, 1 sur 52 ; d'Herment, 1 sur 53 ; enfin, de Thiers, 1 sur 56, et de Riom, 1 sur 58. Les cantons où l'on en a compté le moins sont ceux de Saint-Germain-l'Herm, 1 sur 828 ; de Rochefort, 1 sur 703 ; de Randan, 1 sur 608 ; de Combronde, 1 sur 580 ; de Montaigut, 1 sur 560 ; de Tauves, 1 sur 465, et de Latour, 1 sur 477. Entre ces extrêmes, la répartition est très-variable, comme aussi nous devons signaler les cantons de Pontgibaud, d'Arlanc et de Saint-Anthême, comme n'ayant donné lieu à aucune réforme.

Enfin, d'après ces diverses données, le rapport de tous les individus exemptés pour cette cause à tous les conscrits examinés se trouve être de 1 à 110.

Si maintenant nous allons à la recherche du nombre de goîtreux que peut posséder la population entière du Puy-de-Dôme, en prenant pour base le rapport de ces individus aux jeunes gens examinés par les conseils de révision, nous arrivons pour l'arrondissement de

Clermont, au chiffre de 3,228 goîtreux, ou 1 sur 54.

Riom,	—	779	—	ou 1 sur 198.
Issoire,	—	462	—	ou 1 sur 217.
Ambert,	—	281	—	ou 1 sur 328.
Thiers,	—	806	—	ou 1 sur 90.

Pour le départ. entier, 5,400 — ou 1 sur 110.

Mais nous devons faire observer que ces chiffres se trouvent au-dessous de la vérité, en ce qui concerne le nombre réel des goîtreux parmi nos compatriotes. En effet, ceux qui servent de point de comparaison portent uniquement sur des sujets d'un même âge et d'un même sexe, c'est-à-dire sur des jeunes gens de 20 à 21 ans. Combien donc le total des habitants atteints de goître serait plus considérable, si les recherches étaient faites en même temps sur les femmes et les enfants, chez lesquels cette infirmité est incontestablement plus fréquente !

En rapprochant nos résultats de ceux de M. Fleury, qui ont été recueillis à une époque assez éloignée, l'on voit surgir de nouvelles conséquences. Sur un nombre de jeunes gens examinés dans la première période, nombre que nous supposons inférieur à 23,436 (celui des individus destinés à former le contingent), on en a réformé 382 pour cause de goître ; tandis que dans la deuxième période, la même cause n'en a fait exempter que 282 sur 31,122 soumis à la révision. Il résulte de cette comparaison une décroissance considérable dans le nombre des individus atteints de cette infirmité.

Aux deux époques différentes, ce sont les mêmes cantons de Saint-Dier, Clermont, Vertaizon, Pont-du-Château, Riom, Thiers, etc., qui ont fourni le plus de goîtreux ; mais la décroissance s'est fait sentir notablement dans l'arrondissement de Clermont, qui n'en a plus offert que 152 au lieu de 241, malgré l'augmentation du nombre des conscrits révisés, nombre porté à 8,234 au lieu de 7,115. Parmi les cantons, la différence la plus grande s'observe dans ceux de Clermont où l'on a compté en dernier lieu 32 goîtreux au lieu de 104 ; de Riom, 22 au lieu de 37 ; Billom, 14 au lieu de 17 ; Pont-du-Château, 20 au lieu de 24, etc., etc.

Un autre fait qui ressort de ces différences, c'est que la diminution de cette infirmité est plus sensible dans les endroits où le progrès a fait les plus grands pas ; c'est en effet à Clermont et à Riom que les habitants ont été à même de réclamer des soins médicaux devenus plus spéciaux et plus efficaces ; c'est aussi dans ces villes que l'on remarque de nombreux travaux d'assainissements, une variété plus grande de l'alimentation et l'usage du vin plus répandu, l'ouverture de routes plus nombreuses et la facilité de communications plus multipliées, l'institution de salles d'asiles et autres établissements de bienfaisance, enfin la pratique plus

usuelle et mieux raisonnée des lois et des règlements
d'hygiène publique.

En résumé, d'après l'étude à laquelle nous venons
de nous livrer :

1°. La question du crétinisme est complétement
neuve dans le département du Puy-de-Dôme ; l'étude
du goître est fort incomplète ;

2°. On y observe des cas rares et isolés de crétinisme, tandis que les goîtreux y sont nombreux et
à l'état endémique dans plusieurs vallées ;

3°. La connaissance des eaux et des terrains,
l'observation générale et les recherches statistiques,
dans ce département, se réunissent pour combattre
l'opinion de M. Grange, relative à l'action de la
magnésie sur les crétins et les goîtreux ;

4°. Enfin, les mêmes chiffres nous apprennent que
le goître a sensiblement diminué de fréquence dans nos
localités où la civilisation a le plus imprimé ses pas.

De semblables conséquences portent avec elles un
certain cachet de véracité, et présentent quelque
analogie avec celles de la commission des Etats
sardes. On ne saurait néanmoins les accepter défi-
nitivement sans un contrôle qui résultât d'une en-
quête générale et de recherches minutieuses qui, si
elles ne conduisaient pas à la découverte de causes
spéciales, amèneraient inévitablement à la connaissance des lieux infectés et à l'indication des assainissements à provoquer.

En somme, Messieurs, les documents que nous venons de mettre sous vos yeux témoignent de l'importance d'une étude générale du goître et du crétinisme, et de la nécessité de résoudre une question aussi philanthropique que sociale. Le magnifique travail entrepris et terminé sous les auspices du gouvernement sarde et les généreux efforts que de toutes parts, en France, l'on voit se concentrer sur les malheureux atteints de ces infirmités, font ressortir assez l'opportunité du moment d'en scruter et d'en détruire les causes. Les essais tentés par M. Fleury père et les quelques recherches qui nous sont personnelles démontrent de leur côté l'intérêt tout particulier que le département du Puy-de-Dôme trouverait dans l'élaboration d'un tel problème. Penserez-vous, comme nous, Messieurs, que cette œuvre doive être entreprise dans notre contrée, et que nous devions invoquer à cet effet la protection toute spéciale de notre chef administratif ? Nous nous complaisons à vous faire espérer que le concours des hommes laborieux et bienfaisants ne ferait pas défaut. Exprimer ce vœu, Messieurs, le réaliser surtout, ce serait prendre une heureuse initiative en France ; ce serait avouer au gouvernement sarde l'importance de ses travaux et témoigner notre reconnaissance et nos remercîments à la savante commission qui a bien voulu nous faire profiter de ses labeurs et de ses lumières.

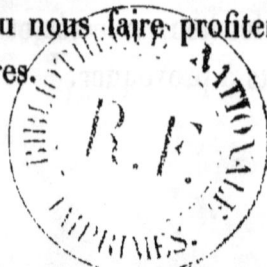

DÉPARTEMENT DU PUY-DE-DÔME.			Goîtreux constatés par les conseils de révision.					Nombre
			De 1822 à 1831, par M. FLEURY père.			De 1840 à 1849, par M. AGUILHON.		présumé des goîtreux dans la population,
ARRONDISSEMENTS.	CANTONS.	Population d'après la moyenne des recensements de 1841 et 1846.	Nomb. de sujets Destinés à former le contingent.	Goîtreux.	Rapport des goitreux aux destinés à former le contingent	Nomb. de sujets Révisés.	Goîtreux.	Rapport des goîtreux aux révisés.	établi d'après les données de ce tableau (2ᵉ période)
Clermont-F.	Clermont.......	57.957	2.509	104	1 sur 22	2.310	52	1 sur 72	804
	St-Dier........	15.647	740	22	» 33	1.029	20	» 51	306
	Vic-le-Comte....	15.006	626	21	» 29	740	14	» 52	288
	Rochefort......	14.657	608	0	0 »	703	1	» 703	20
	Billom........	14.069	535	17	1 s. 31	730	14	» 52	270
	Vertaizon......	12.521	552	37	» 14	651	37	» 17	736
	Veyre-Monton...	12.821	528	10	» 52	517	5	» 103	125
	St-Amant-Tall..	9.650	426	5	» 85	503	4	» 126	76
	Pont-du-Château.	11.162	436	24	» 18	463	20	» 23	485
	Bourg-Lastic....	7.067	248	1	» 248	376	1	» 376	18
	Herment........	3.903	129	0	0 0	212	4	» 53	73
	Total........	174.429	7.115	241	1 s. 29	8.234	152	1 s. 54	3.228
Riom.	Riom..........	27.170	1.067	57	1 s. 31	1.298	22	1 s. 58	468
	Aigueperse	15.117	618	3	» 26	798	2	» 399	37
	Pontaumur.....	15.597	551	1	» 551	709	2	» 354	44
	Manzat........	11.856	533	3	» 177	727	3	» 242	48
	Pontgibaud.....	11.812	468	2	» 234	552	0	0 0	0
	Menat.........	11.490	429	3	» 143	785	5	1 s. 157	73
	St-Gervais......	12.431	409	0	0 0	638	2	» 319	38
	Randan........	10.294	422	4	1 s. 15	608	1	» 608	16
	Combronde.....	9.654	587	2	» 193	580	1	» 580	16
	Ennezat.......	9.939	384	0	0 0	568	2	» 284	34
	Pionsat........	10.158	350	0	0 0	518	1	» 518	19
	Montaigut......	9.084	315	0	0 0	560	1	» 560	16
	Total.	154.355	5.933	55	1 s. 107	8.337	42	1 s. 198	779
Issoire.	Issoire........	15.569	643	6	1 s. 107	655	4	1 s. 164	95
	Sauxillanges....	14.048	552	1	» 552	832	4	» 208	85
	Besse........	12.031	420	1	» 420	509	4	» 127	94
	St-Germ.-Lembr.	10.486	402	1	» 402	435	1	» 435	24
	Ardes.........	10.819	400	0	» 0	429	3	» 143	75
	Jumeaux.......	9.904	384	1	» 384	615	3	» 205	48
	Champeix......	10.401	343	1	» 343	560	1	» 560	28
	Tauves	8.078	312	3	» 104	465	1	» 465	17
	Latour........	9.288	332	1	» 332	477	1	» 477	19
	Total........	100.425	3.785	15	1 s. 252	4.777	22	1 s. 217	462
Ambert.	Ambert........	20.717	847	5	1 s. 169	1.137	5	1 s. 227	91
	St-Germ.-l'Herm.	13.757	549	2	» 274	828	1	» 828	16
	Cunlhat.......	11.479	445	4	» 111	725	3	» 241	47
	Arlanc........	12.971	411	0	0 0	703	0	0 0	0
	Olliergues.....	8.595	361	7	» 51	560	3	1 s. 186	46
	St-Amant-R.-S..	8.095	528	3	» 109	468	2	» 234	34
	Viverols......	8.545	305	0	0 0	453	2	» 226	37
	St-Anthême.....	7.698	257	0	0 0	582	0	0 0	0
	Total........	92.352	3.483	21	1 s. 165	5.256	16	1 s. 328	281
Thiers.	Courpières......	16.748	807	13	1 s. 62	1.146	10	1 s. 144	146
	Thiers........	14.393	652	18	» 36	844	15	» 56	236
	Lezoux........	12.496	494	4	» 123	728	10	» 72	175
	St-Rémy......	12.561	464	7	» 66	756	4	» 181	68
	Châteldon......	8.169	354	6	» 59	592	6	» 98	83
	Maringues......	8.473	349	2	» 174	472	5	» 94	90
	Total........	72.591	3.120	50	1 s. 62	4.518	50	1 s. 90	806
	TOTAL GÉNÉRAL.....	594.083	23.436	382	1 s. 61	31.122	282	1 s. 110	5.400

Clermont, imprimerie de THIBAUD-LANDRIOT frères.

OUVRAGES DU MÊME AUTEUR.

MÉMOIRE SUR UN CAS D'EMPOISONNEMENT PAR L'ARSENIC et sur des recherches faites à l'aide de l'appareil de Marsh; par MM. Aguilhon et J. Barse.

MÉMOIRE SUR LE TRAITEMENT DES FRACTURES par les appareils inamovibles, et particulièrement par l'appareil en papier amidonné; par M. Aguilhon.

NOTES SUR L'ACTION THÉRAPEUTIQUE DES EAUX MINÉRALES DE CHATELGUYON; par M. Aguilhon.

ÉTAT ACTUEL DE LA SCIENCE SUR LES INHALATIONS D'ÉTHER, employées pour engourdir la sensibilité; par M. Aguilhon.

OBSERVATIONS SUR LA PRÉPARATION ET LES EFFETS DU CHLOROFORME; par MM. Aguilhon et J. Barse.

RELATION D'UNE ÉPIDÉMIE DYSENTÉRIQUE observée dans le village de Teilhède (Puy-de-Dôme); par M. Aguilhon.

RECHERCHES SUR LES CAUSES DE LA DÉPOPULATION DU VILLAGE DE PIORRY, commune de Joserand (Puy-de-Dôme), et sur les moyens propres à neutraliser leur action; par M. Aguilhon.

CONSIDÉRATIONS SUR LA NATURE DU CHOLÉRA observées en 1849 dans l'arrondissement de Riom (Puy-de-Dôme); par M. Aguilhon.

NOTICE SUR L'ÉPIDÉMIE CHOLÉRIQUE qui a sévi en 1849 dans le département du Puy-de-Dôme, adressée à M. le ministre de l'agriculture, etc.; par MM. Nivet et Aguilhon.

EXPOSÉ SUCCINCT DES CIRCONSTANCES MÉDICO-LÉGALES D'UNE AFFAIRE D'EMPOISONNEMENT PAR L'ARSENIC, jugée, en août 1850, par la cour d'assises de Riom (Puy-de-Dôme), avec des réflexions; par M. Aguilhon.

www.ingramcontent.com/pod-product-compliance
Lightning Source LLC
Chambersburg PA
CBHW070834210326
41520CB00011B/2243